# Period Power.

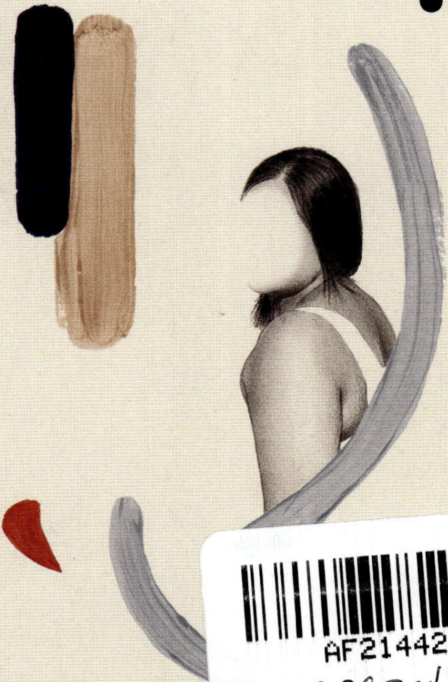



## Die Karten und dein Zyklus

# Entfessle die Kraft der Periode.

## Dein Zyklus

Wenn du lernst, deinen Menstruationszyklus zu verstehen, wird dich das mit Kraft erfüllen. Ich bin in dem Glauben aufgewachsen, dass mich meine Biologie im Leben zurückhalten, dass sie mir Schwierigkeiten bereiten würde, und ich ihr nicht trauen dürfe. Tatsächlich können wir unsere Physiologie jedoch zu unserem Vorteil nutzen. Der Menstruationszyklus wird oft verkannt, aber mithilfe dieser Karten wirst du erkennen, dass er das unterschätzteste und am wenigsten genutzte Werkzeug ist, um unser Leben zu verbessern.

Die Zyklusstrategie ist deine Geheimwaffe, wenn es darum geht, deine Beziehungen, deine Karriere und Gesundheit zu fördern. Du wirst erfahren, wie du deinen Alltag mit deinem Zyklus in Einklang bringen kannst, wann immer das möglich ist. Natürlich gehe ich nicht davon aus, dass du deinen Alltag so beeinflussen kannst, dass er allen Schwankungen gerecht wird, denn mal ehrlich, wer kann das schon? Aber ich bin zuversichtlich, dass es dir gelingen wird, hier und da ein paar Anpassungen vorzunehmen, damit die schwierigen Tage ein bisschen angenehmer werden. Auf jeden Fall wirst du immer wissen, was genau gerade mit dir los ist, damit du dich nicht länger selbst kleinmachen musst und dir mit mehr Freundlichkeit und Liebe begegnen kannst. Ich finde die Zyklusstrategie wirklich entscheidend, denn sie gibt dir einen Plan an die Hand, wie du mit der individuellen Erfahrung deines Zyklus arbeiten kannst – wie auch immer diese sein mag –, sodass du ihn ein für alle Mal in den Griff bekommst.

## Alles über Hormone

Falls du dich jemals gefragt hast, warum deine Periode so schmerzhaft/kurz/lang/leicht/schwer ist, warum sie so unregelmäßig/häufig/selten auftritt oder warum du dich in der einen Woche so gut und in der anderen so verdammt schlecht fühlst, dann lautet die Antwort wahrscheinlich: „Wegen der Hormone." Hormone bestimmen unser Leben. Sie sind die chemischen Botenstoffe, die von den Drüsen in deinem Körper ausgeschüttet werden und über deinen Blutkreislauf zu den Zielorganen und -geweben gelangen, wo sie Anweisungen zu Prozessen geben, die ausgeführt werden müssen, um deine Gesundheit und dein Verhalten zu regulieren. Wenn du hungrig bist, informieren sie dich, dass du essen musst, wenn du gestresst bist, bringen sie dein Blut in Wallung, damit du dich auf die Hinterbeine stellst oder die Biege machst, und am

Ende des Tages teilen sie dir mit, dass es an der Zeit ist, ins Bett zu gehen. Sie steuern auch den Menstruationszyklus und verursachen die Schwankungen (oder tragen zu ihnen bei), die du hinsichtlich deiner Energie, Stimmung, deines sexuellen Verlangens sowie der Veränderungen deines Körpers und deines Verhaltens verspürst.

## Ein Hinweis zur Sprache

Die meisten Quellen zur Sexualaufklärung verwenden immer noch eine cis-sexistische Sprache. So werden zum Beispiel Hormone als „männlich" oder „weiblich" bezeichnet und alle Menschen mit einer Gebärmutter als „Frauen", was jedoch problematisch ist. Wenn wir über Testosteron als „männliches" Hormon sprechen, schreiben wir das, womit es assoziiert wird – Ehrgeiz, sexuelles Verlangen und Muskelmasse – Männern zu, was allen, die ein weibliches Fortpflanzungssystem haben, nicht gerecht wird, da diese Faktoren auch in deren Leben wichtig sind. Nicht jede*r, der/die eine Frau ist, hat einen Menstruationszyklus oder eine Gebärmutter, und nicht jede*r, der/die einen Menstruationszyklus oder eine Gebärmutter hat, ist eine Frau. Ich möchte an dieser Stelle dem Umstand Rechnung tragen, dass Menschen aller Geschlechter einen Menstruationszyklus haben können, und hoffe, dass meine Wortwahl so ausgewogen und inklusiv aufgefasst wird, wie sie beabsichtigt ist. Ich gehe davon aus, dass du jemand bist, der/die es verdient zu wissen, was zur Hölle jeden Monat in ihm/ihr vorgeht, und dass du dein Leben einfacher und angenehmer gestalten möchtest.

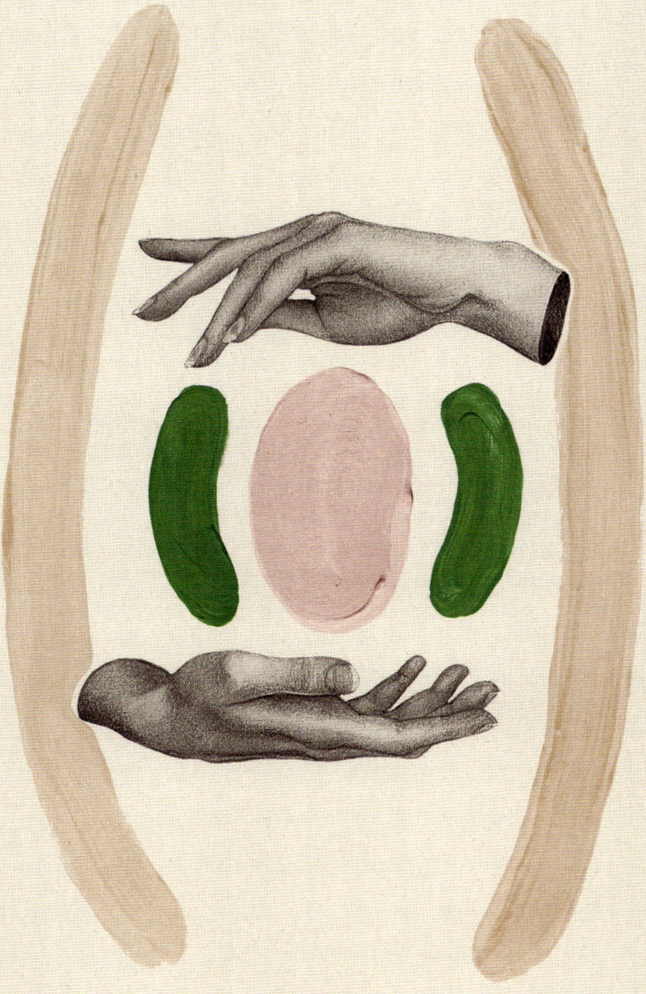

# Der Menstruations-zyklus.

Es gibt zwei entscheidende Momente in deinem Zyklus: die Menstruation – also das Ausfließen und die Bewegung des Bluts, und den Eisprung – das Freisetzen und die Bewegung des Eis. Diese beiden Pole Menstruation und Eisprung bestimmen die Hauptphasen deines Menstruationszyklus. Die Follikelphase dauert vom ersten Tag deines Zyklus (dem ersten Tag deiner Periode) bis zum Eisprung (Ovulation). Das ist die Phase deines Zyklus, in der deine Hormone ein schnelles Wachstum der Eierstockfollikel sowie die Reifung der in jedem Follikel enthaltenen Eizelle bewirken, und die im Eisprung gipfelt – dem Moment, in dem die Eizelle aus dem Follikel ausgestoßen wird. Der Eisprung markiert den Beginn der zweiten Phase deines Zyklus, der Lutealphase. Sie heißt so, weil der Follikel, die nun leere Hülle der Eizelle, auf dem

Eierstock zurückbleibt und sich in einen Gelbkörper *(Corpus lateum)* verwandelt, eine temporäre Drüse, die Progesteron produziert und freisetzt – das Hormon, das in der zweiten Phase deines Zyklus den Ton angibt.

Die unglaublichen Prozesse deines Menstruationszyklus werden von fein aufeinander abgestimmten Hormonen orchestriert:

## Gonadotropin-Releasing-Hormon (GnRH)

GnRH ist der Chef deines Zyklus. Es wird vom Hypothalamus freigesetzt, der die Hypophyse dazu anregt, FSH und LH auszuschütten, zwei Hormone, die wiederum die Eierstöcke dazu veranlassen, beim Eisprung eine Eizelle auszustoßen. GnRH ist wie Meryl Streep im Film *Der Teufel trägt Prada*. Ihre Anwesenheit ist überall zu spüren, und nichts geschieht ohne ihr Einverständnis, obwohl sie ihre Lakaien – FSH und LH – die eigentliche Arbeit machen lässt.

## Follikelstimulierendes Hormon (FSH)

Das follikelstimulierende Hormon macht genau das, was der Name sagt. Es stimuliert die Follikel, damit die darin enthaltenen Eizellen reifen können. Es tritt auf den Plan, wenn dein Hormonspiegel zu Beginn des Zyklus niedrig ist, bis ein Leitfollikel ausgewählt wurde, das Östrogen zu produzieren beginnt, um die Eizelle reifen zu lassen, und stellt dann die Arbeit ein, da seine Aufgabe vorerst erledigt ist. Sobald die vom heranreifenden Follikel ausgeschüttete Östrogenmenge einen bestimmten Schwellenwert erreicht, macht sich FSH wieder an die Arbeit und sorgt zusammen mit dem luteinisierenden Hormon (LH) dafür, dass der Follikel seine Eizelle ausstößt. Es ist wie in einer Casting-Show: am Anfang werden alle Kandidat*innen aufgebaut, damit sie sich wohlfühlen und reifen, dann schaut man zu, wer von ihnen wirklich aufblüht, und wenn die Gewinner*in feststeht, bekommt er/sie den Preis, damit er/sie eine Karriere – in diesem Fall einen Eisprung – starten kann.

## Östrogen

Östradiol ist eine Östrogenform, die von deinen sich entwickelnden Follikeln freigesetzt wird und wie eine Königin die erste Hälfte deines Zyklus beherrscht. Ich stelle mir Östrogen gern als die Beyoncé der Hormone vor: selbstbewusst, verführerisch, sinnlich, fruchtbar und in der Lage, komplexe Tanzschritte zu erlernen, weil es gut darin ist, sich neue Fähigkeiten anzueignen. Es lässt deine Gesichtszüge symmetrischer erscheinen, klärt deine Haut, sorgt dafür, dass du dich gut fühlst, verwandelt deinen Gang in einen stylishen Walk, fordert Aufmerksamkeit und ist bereit, die Welt zu erobern, weil es einfach fabulös ohne Ende ist.

## Luteinisierendes Hormon (LH)

LH ist die Power und Macht kurz vor dem Eisprung. In den 24 Stunden davor und sobald der Östrogenwert seinen Höhepunkt erreicht, wird die LH-Sekretion ausgelöst, die wiederum den Follikel zur Produktion von mehr Östrogen anregt und zusammen mit dem FSH zum Eisprung führt. Sprich: Beyoncé (Östrogen) ist zwar der Star der Show, aber eigentlich ist es ihre Schwester Solange (LH), die die Macht hat, den Eisprung herbeizuführen. LH ist auch dafür verantwortlich, den Gelbkörper auf deinem Eierstock anzuweisen, nach dem Eisprung Progesteron zu produzieren, und wacht über die zweite Hälfte deines Zyklus.

## Testosteron

Testosteron ist kein „Männerhormon". Es wird von allen Menschen produziert. Es ist aktiv, ehrgeizig, sexy und leistungsorientiert. Mit anderen Worten: es ist die Serena Williams der Hormone. Es hilft dir dabei, Muskeln und Knochendichte zu erhalten, und kurbelt vor allem deine Libido an, wenn der Testosteronspiegel kurz vor dem Eisprung in die Höhe schießt.

## Progesteron

Progesteron dominiert die zweite Phase deines Zyklus, ist still, leise und introspektiv und kann der Grund für Ängste, Tränen und Stimmungsschwankungen sein. Es bremst dich aus und sorgt dafür, dass du zu Hause bleiben und Seelennahrung in dich hineinstopfen möchtest. Die Kristen Stewart deiner Fortpflanzungshormone hat ihre Ecken und Kanten, will nicht im Mittelpunkt stehen, bevorzugt den Schlabberhosenlook und backt lieber mit ihren Freundinnen zu Hause Apfelkuchen.

# Dein Zyklus auf einen Blick

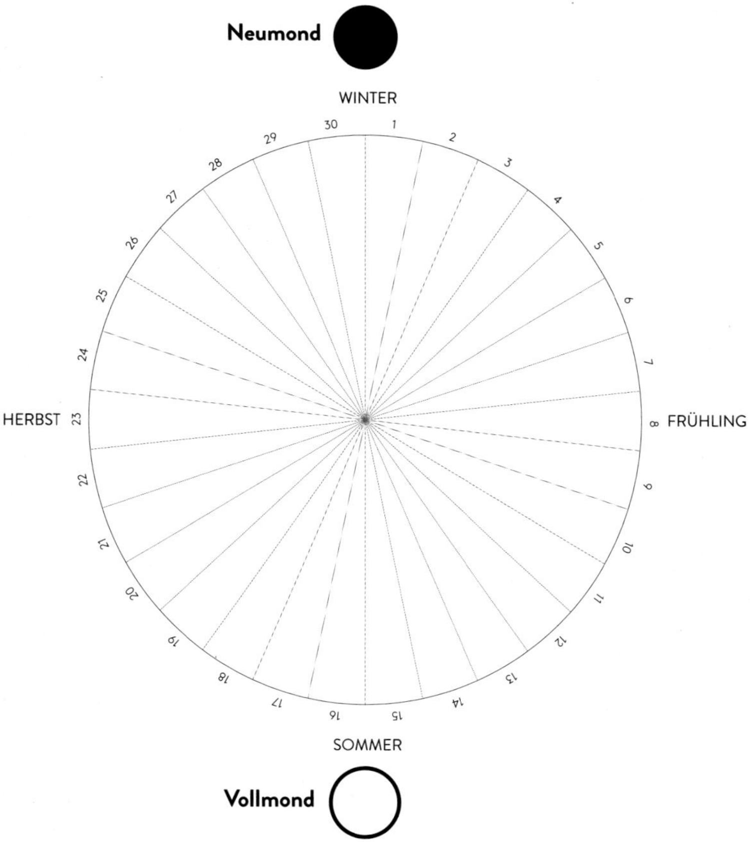

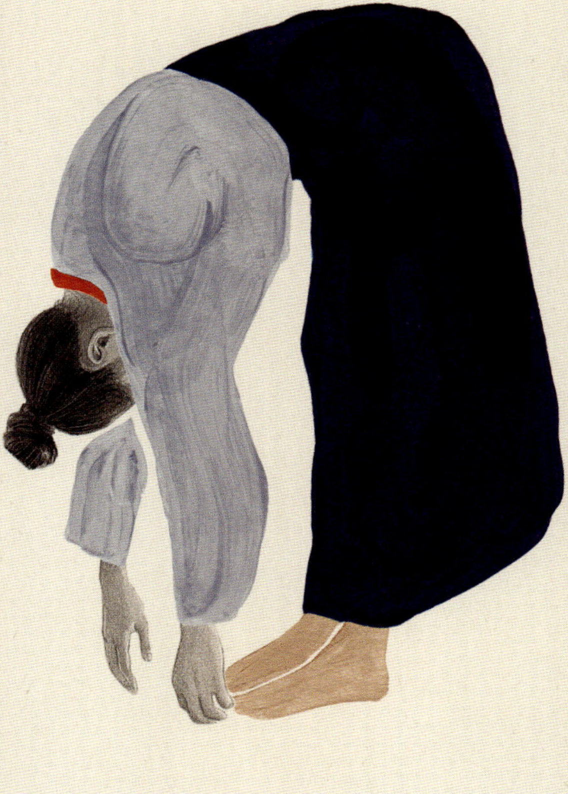

# Zyklus-Tracking.

## Die Zyklusstrategie

Jetzt, da du die inneren Abläufe deines Körpers und deinen Menstruationszyklus kennst, werden wir uns im Folgenden damit beschäftigen, wie das Auf und Ab deiner Hormone deinen Alltag beeinflusst und wie du sie nutzen kannst, um deine Karriere, deine Beziehungen und deine Gesundheit zu fördern. In Anlehnung an die Lehren von Alexandra Pope und Sjanie Hugo Wurlitzer, den Gründerinnen der Red School, habe ich den Menstruationszyklus in vier Phasen untereilt, die jeweils einer der vier Jahreszeiten entsprechen.

- Die Zeit der Menstruation ist dein **Winter**
- Die Phase vor dem Eisprung ist dein **Frühling**
- Die Zeit um den Eisprung herum ist dein **Sommer**
- Die Prämenstruation (die Woche vor dem Einsetzen deiner Periode) ist dein **Herbst**

Jede Jahreszeit hat ihre eigenen Superkräfte und birgt ihre eigenen Gefahren, weshalb du immer einen Blick in deinen Kalender werfen und dein Arbeits- und Sozialleben so terminieren solltest, dass es möglichst genau mit deinem Zyklus korreliert. Das ist ein bisschen so, als wäre es draußen kalt, nass und windig, und du hast etwas zu erledigen. Es wird Zeiten geben, in denen du nicht nach draußen gehen möchtest und deine Pläne kurzfristig ändern kannst, und es wird Zeiten geben, in denen du das nicht kannst und dich in dein Regenzeug schmeißen und das Haus verlassen musst.

Bei der Zyklusstrategie geht es nicht darum, einen Zyklus wie aus dem Lehrbuch zu haben. Wenn dein Zyklus kurz, lang oder unregelmäßig ist oder ganz ausbleibt, ist die Strategie immer noch hilfreich. Tatsächlich ist sie dann sogar noch relevanter für dich. Das Schöne an ihr ist nämlich, dass du mit ihrer Hilfe herausfinden kannst, wann die einzelnen Jahreszeiten enden und wann sie beginnen, und was deine persönlichen Superkräfte und Gefahren in jeder Phase sind.

# Warum tracken?

## Damit du weißt, was auf dich zukommt

Deinen Zyklus zu tracken hilft dir dabei, eine Art Menstruationskarte zu erstellen, die wie ein Terminkalender funktioniert. Indem du deine Gefühle und Erfahrungen aufzeichnest, wirst du deine Stärken und Schwächen erkennen und anfangen, deine Zyklusstrategie individuell auf dich zuschneiden zu können, bis du schließlich sogar in der Lage sein wirst, deine Stimmung und Energie auf den Tag genau vorherzusagen.

## Um deine psychische Gesundheit zu fördern

Zyklus-Tracking verbessert deine Körperkompetenz – die Fähigkeit, deinen Körper besser zu verstehen –, was enorme Auswirkungen auf dein Selbstwertgefühl und deine psychische Gesundheit haben wird. Du wirst erkennen, ob du dich zu bestimmten Zeiten deines Zyklus (oder meistens) deprimiert oder ängstlich fühlst, und wenn Letzteres der Fall ist, ob deine Prämenstruation diese Gefühle verstärkt. Dein Zyklus kann psychische Probleme verschärfen, aber er kann auch Momente der Erleichterung bringen, die du, wenn du deinen Zyklus aufmerksam verfolgst, bestmöglich für dich nutzen kannst.

## Damit du bekommst, was du brauchst

Zyklus-Tracking ist ein ständiger Prozess, bei dem du Dinge sagst wie: „Das fühlt sich nicht gut an, das auch nicht, aber das, das fühlt sich gut an, davon will ich mehr!“ Wenn du dir angewöhnst, in dich hineinzuhorchen, wirst du lernen, deine Bedürfnisse besser einzuschätzen und deine Muskeln spielen zu lassen, wenn es um Grenzen und Selbstliebe geht.

## Um geerdet zu bleiben

Geerdet zu bleiben, ist eine Übung in Sachen Achtsamkeit. Dein Zyklus ist wie ein Behälter: sieh hinein und erfahre, wo du stehst und wer du bist, und was du alles brauchst, um zu wachsen und verdammt noch mal die Person zu werden, die du sein willst.

## Um dich mit Wissen auszustatten

Zyklus-Tracking hilft dir zu erkennen, wann deine Symptome auftreten, um mögliche Auslöser zu bestimmen. Du wirst Informationen erhalten, die du mit medizinischem Fachpersonal teilen solltest, damit du für dich sprechen kannst, und sie dich angemessen behandeln können.

## Um deine Jahreszeiten zu bestimmen

Obwohl mit jeder Jahreszeit bestimmte Superkräfte und Gefahren assoziiert werden, geht es hier um *deine* Erfahrungen mit *deinem* Zyklus, weshalb es wichtig ist, dass du deinen Zyklus von Anfang an – am besten ab heute – verfolgst, damit du in ein paar Monaten deine Jahreszeiten genau bestimmen kannst.

## Wie du deinen Zyklus trackst

Zyklus-Tracking kann weniger als 15 Sekunden, aber auch eine halbe Stunde oder länger dauern, bis du all deine Gefühle und Erlebnisse ausgelotet hast. Ziel des Ganzen ist, das zu tun, was für dich am besten funktioniert. Hier ein paar Vorschläge, um dir den Einstieg zu erleichtern.

## Ein Wort

Wenn du täglich nur eine Minute hast (zum Beispiel beim Zähneputzen oder beim Warten auf den Wasserkocher), kannst du diese Übung ausprobieren. Du musst nur wahrnehmen, wie du dich fühlst, und es aufschreiben. Schreibe jeden Tag nur ein Wort auf. Du kannst das Zyklusrad aus diesem Booklet verwenden oder die Notizfunktion deines Handys, oder, wenn du auf Tabellen stehst, einfach eine erstellen und deine Beobachtungen monatlich abgleichen. Ein Wort pro Tag reicht bereits aus, um Muster zu erkennen, wobei ich stark davon ausgehe, dass im Prozess deine Neugierde geweckt wird und du anfangen wirst, mehr zu notieren.

## Verwende eine App

Handy-Apps wie Clue, Kindara oder Natural Cycles bieten viele Vorteile, sind praktisch, bedienfreundlich und benachrichtigen dich, wenn du dazu neigst zu vergessen, wo in deinem Zyklus du dich gerade befindest. Allerdings vereinfachen und generalisieren Apps individuelle Erfahrungen und können monatliche Vergleiche erschweren. Ich möchte, dass du tiefer gehst, aber das ist keine Frage von Entweder-Oder. Du musst deine App nicht löschen, sondern kannst sie ergänzend verwenden, was sehr hilfreich sein kann. Ich empfehle oft Clue, weil die App keine Daten weitergibt und mit den Forschungsinstituten der Universitäten Oxford,

Standford und Columbia zusammenarbeitet. Und ich bin ein Fan ihres genderneutralen Interfaces.

## Papier und Stift

Das ist meine Lieblingsmethode, weil man so viel oder so wenig aufschreiben kann, wie man will, und die Tage farblich kennzeichnen kann. Wenn du gern ein Bullet-Journal verwendest, kannst du darin auch Dinge notieren, die du im Auge behalten möchtest, eine Tabelle führen und mit Häkchen oder Punktesystemen arbeiten. Solltest du mit dieser Methode Buch führen, empfehle ich dir, Platz für nicht bewertbare Gedanken einzuplanen, von denen du ganz sicher einige haben wirst.

## Was du tracken solltest

Du kannst körperliche Aspekte festhalten, indem du zum Beispiel mit folgenden Stichpunkten arbeitest:

- Energielevel
- Schlafschwierigkeiten
- Libido
- Appetit
- Heißhunger
- Verdauungsbeschwerden
- Blähungen
- Empfindlichkeit der Brüste
- Kopfschmerzen
- Rückenschmerzen und andere körperliche Schmerzen
- Menstruationsschmerzen
- Basale Körpertemperatur
- Zervixschleim
- Zervixposition

Achte auch darauf, wie du dich emotional fühlst. Die Fähigkeit, die Gefühle zu erkennen, die wir empfinden, ist von Mensch zu Mensch unterschiedlich. Falls dir das also schwerfällt oder du an manchen Tagen deines Zyklus Hilfe brauchst, kannst du dich an dieser Liste orientieren:

- ruhig
- zerstreut
- aufgedreht
- geerdet
- unruhig
- ängstlich
- deprimiert
- belastbar
- frustriert
- verwirrt
- wütend
- nachtragend
- eifersüchtig
- aufgeregt
- fröhlich
- zweifelnd
- stark
- schwach
- fähig
- traurig
- glücklich
- leer
- erfüllt
- gesättigt
- besorgt
- zufrieden

## Erkenne auch dein Bedürfnis nach:

- Nahrung
- Flüssigkeit
- Schlaf
- Gesellschaft und Unterhaltung
- Freiraum und Ruhe
- Aktivität
- Kunst und Kultur
- Intimität und Sex (mit dir selbst oder jemand anderem)
- einer Spülmaschine
- Zeit, um die Dinge zu tun, die dir wichtig sind
- einem heißen Bad
- Hilfe

## Fasse deine Ergebnisse zusammen

Nimm dir am Ende eines jeden Zyklus etwas Zeit, um deine Erfahrungen und deine Aufzeichnungen zu rekapitulieren. Welche Absichten oder Pläne hattest du für diesen Zyklus, und sind sie in Erfüllung gegangen? Was hat sie ermöglicht oder verhindert? Welche Erkenntnisse hast du gewonnen und wie kannst du sie auf künftige Zyklen anwenden?

Wenn du ein Zyklusrad oder Menstruations-Tagebuch verwendest, kannst du Anfang und Ende der einzelnen Jahreszeiten durch eine farbliche Kennzeichnung der einzelnen Tage ermitteln. Auf diese Weise erkennst du bereits nach wenigen Zyklen, wie vorhersehbar dein Zyklus ist, und kannst dann den nächsten Zyklus im Voraus farblich kennzeichnen, damit du, wenn dein*e beste*r Freund*in mit dir feiern gehen will, direkt ein paar Termine vorschlagen kannst.

Wachsamkeit ist Trumpf! Wenn du also merkst, dass es Tage gibt, an denen dir alles besonders schwerfällt, trage ein paar Ausrufezeichen in deinen Kalender ein. Ich trage zum Beispiel an Tagen, an denen ich mich schnell erschöpft fühle, „Mach langsam“ ein, und an Tagen, an denen ich allein sein möchte, „Brauche Ruhe“. Auf diese Weise kann ich bei der Planung dieser Tage berücksichtigen, wie ich mich voraussichtlich fühlen werde, und versuchen, bestimmte Termine auf andere Tage zu verschieben.

## Denke über folgende Fragen nach:

- Fühlst du dich wohl in deiner Haut, oder fällt es dir an manchen Tagen schwer, du selbst zu sein?
- Was fällt dir leicht, was schwer?
- Bist du dir bestimmter deiner Stärken oder Fähigkeiten bewusst, oder hält dich etwas zurück?
- Was im Leben setzt dir besonders zu?
- Worauf kannst du stolz sein?
- Von was oder wem fühlst du dich angezogen oder abgestoßen?
- Bist du gern mit anderen zusammen oder lieber allein?
- Wie ist es bei dir um Energie, Libido, Schlaf und Appetit bestellt?
- Welche emotionalen, körperlichen, geistigen und praktischen Bedürfnisse hast du?
- Wie siehst du dich selbst, und wie qualitativ sind deine Beziehungen?
- Wer bist du, wenn du deinen Eisprung hast?
- Wer bist du, wenn du deine Periode hast?
- Was ist mit der Zeit zwischen den Polen deiner Periode und deinem Eisprung?
- Wie reagiert die Welt zu unterschiedlichen Zeitpunkten deines Zyklus auf dich, und wie fühlst du dich dabei?
- Hast du zu bestimmten Zeitpunkten deines Zyklus besondere Lust auf bestimmte Aktivitäten?
- Welche ist die vorherrschende Emotion (oder Emotionen), die du empfindest, und worauf gründet sie?

# Die Karten.

## Anleitung zu den Karten

### Eine Karte

Wähle als Teil deiner täglichen Zyklus-Analyse eine Karte aus, die dich an diesem Tag am meisten anspricht, und notiere, was du bei der Lektüre empfindest. Denke darüber nach, ob und wie du deine Superkraft genutzt hast oder einer Gefahr ausgewichen bist, und überlege, wie die Informationen auf der Karte dir helfen können, deinen Tag zu einem guten Abschluss zu bringen.

### Zyklusrad

Erstelle eine Übersicht deines Zyklusrads und wähle die Karten aus, die deiner Meinung nach am besten zu den Erfahrungen passen, die du während deiner einzelnen Jahreszeiten gemacht hast. Das Rad kann zu Beginn immer anders aussehen, aber nach ein paar Zyklen solltest du Muster erkennen können, die dir dabei helfen werden, deine Stärken und Schwächen zu erkennen und deine Zyklusstrategie entsprechend anzupassen.

## Jahreszeiten

Wähle, wenn du von einer Jahreszeit in die nächste wechselst, die Karten aus, die sich auf die Jahreszeit beziehen, und finde heraus, welche der Superkräfte dir in den nächsten Tagen und Wochen am besten helfen werden. Wie können dir die Karten bei deiner Terminplanung helfen?

## Selbstbefragung

Lege alle Karten mit der Bildseite nach oben auf den Tisch und finde heraus, welche Karte dich am meisten anspricht. Drehe sie um. Entspricht die Jahreszeit, in die sie fällt, der deines Zyklus? Was sagt sie über deine Bedürfnisse an diesem Tag aus?

## Die Kraft der Periode

Wähle zu Beginn einer neuen Jahreszeit die Karten aus, die du am meisten verkörpern möchtest, und lege sie an einen Ort, wo du sie sehen kannst, zum Beispiel in ein Regal, in dein Tagebuch oder auf deinen Schreibtisch. Sieh dir die Karten an, wenn du nicht mehr weiterweißt, um mögliche Gefahren zu erkennen, und nutze die Superkräfte, die sie beschreiben.

## Gemeinsame Einsicht

Bitte deine*n Partner*in oder die Person, mit der du zusammenlebst oder viel Zeit verbringst, dir die Karten zu zeigen, die er/sie zu verschiedenen Zeiten deines Zyklus mit dir assoziiert. Besprich mit ihm/ihr, was das für euch beide bedeutet und wir ihr gemeinsam das Beste aus diesen Zeiten herausholen könnt.

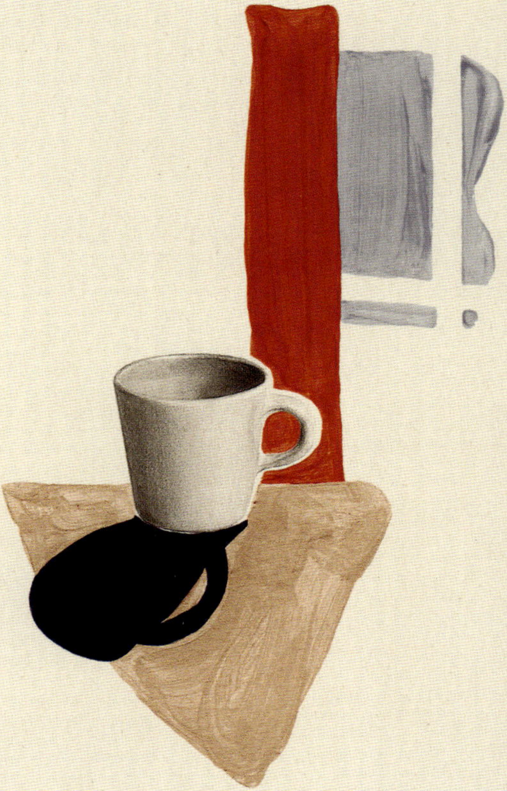

## Über die Autorin

Maisie Hill ist Expertin für Menstruationsgesundheit und verfügt über mehr als 15 Jahre Erfahrung als Therapeutin, Coach und Doula. Maisie weiß um die inhärente Kraft des Menstruationszyklus und ist davon überzeugt, dass unsere Hormone uns dienen und dabei helfen können, das zu bekommen, was wir uns vom Leben wünschen.

## Mehr von Maisie Hill

- Kostenloses Zyklus-Tracking-Kit unter *maisiehill.com/chartmycycle*
- Melde dich bei The Flow Collective an – eine monatliche Mitgliedschaft für alle, die ihren Zyklus verbessern und ihre Hormone nutzen wollen: *maisiehill.com/the-flow-collective*
- Höre den Podcast *Period Power*, zu finden auf allen Streaming-Plattformen
- Lies Maisies Bücher: *Period Power* (2019, Green Tree, auf Englisch), *Superpower Periode* (2020, VAK Verlag, auf Deutsch), *Perimenopause Power* (2021, Green Tree, auf Englisch), *Superpower für die Wechseljahre* (2022, VAK Verlag, auf Deutsch)

## Besonderer Dank

Ich bin den Gründerinnen der Red School, Alexandra Pope und Sjanie Hugo Wurlitzer, unendlich dankbar, mir die Jahreszeiten des Menstruationszyklus nähergebracht zu haben, und dass sie mir freundlicherweise erlaubt haben, ihre Lehren – zuzüglich einiger weiterer Überlegungen, die sie in ihrer wegweisenden Arbeit mit jeder Jahreszeit verknüpft haben –, in dieses Projekt zu integrieren. Ich kann ihr Buch *Wild Power* (2019, Trias, auf Deutsch) und die Schulungen, die sie via Red School anbieten, wärmstens empfehlen.

## Über die Illustratorin

Lucie Birant lebt in Paris. Ihre Illustrationen verbinden den Pragmatismus der fotorealistischen Zeichnung mit der Spontaneität strukturierter Pinselstriche. Ihr Engagement für den Feminismus führte dazu, dass sie ein feministisches ABC-Buch illustrierte und an einer Auktion für die Wiedereröffnung des Vagina-Museums in London partizipierte.

## Eine Anmerkung zum Schmerz

Menstruationsschmerzen werden oft als normal angesehen. Schmerzen sind aber nicht normal. Sie sind der Schrei deines Körpers nach Hilfe. Falls du unter starken Menstruationsschmerzen leidest, kontaktiere bitte professionelles Fachpersonal.

K